ADELGACE CON FLORES DE BACH

© Adolfo Pérez Agustí (2017-2023)

ADELGACE CON
FLORES DE BACH

Spain

ediciosnesmastersmail.com

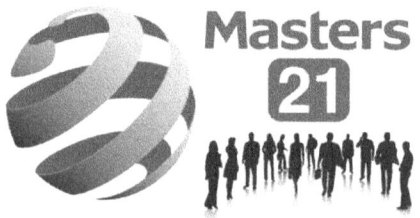

La terapia de las Flores de Bach alcanza hasta los planos más sutiles de la persona, y su eficacia fue reconocida en 1976 por la Organización Mundial de la Salud, constituyendo, por tanto, una gran ayuda para los momentos de transición. Su efecto, consiguiendo la armonización de los cuerpos físico, emocional y etéreo, facilita el libre flujo de las energías internas a través de la personalidad.

Los remedios del Dr. Bach, obtenidos a partir de flores escogidas, proporcionan una ayuda estimable para las enfermedades psicológicas, pero también para aquellas en las cuales la propia enfermedad física termina por socavar los sentimientos, ocasionando finalmente mayor daño que el puramente orgánico.

La obesidad e incluso el sobrepeso, está condicionado frecuentemente por los problemas emocionales de la persona afectada, por lo que al conseguir armonizarlos, la persona adelgaza.

CAPÍTULO UNO

Sobre el Dr. Bach

El Dr. Edward Bach nació el 24 septiembre de 1886 en un pueblo llamado Moseley, cerca de Birmingham, Inglaterra y murió el 27 noviembre 1936. Una vida demasiado corta para una persona que comprendía muy bien los sentimientos humanos y tenía interés en aportar remedios naturales para sobrellevarlos.

Bach estudió medicina en la University College Hospital de Londres y obtuvo un diploma en Salud Pública en Cambridge. Era cirujano y médico de urgencias del Hospital Universitario, habiendo trabajado también en el Harley Street de Londres como bacteriólogo. Después de investigar en inmunología, desarrolló interés por la homeopatía, y se unió a los laboratorios del Hospital Real Homeopático de Londres en 1919. Allí desarrolló siete nosodes bacterianas (los siete nosodes de Bach), que sólo han recibido un reconocimiento limitado.

A pesar del éxito de su trabajo con la medicina ortodoxa, se sentía insatisfecho con la forma en que se esperaba que los médicos actuasen en las enfermedades y percibía que hacían caso omiso de los aspectos emocionales de las personas que estaban sufriendo. Esto le impulsó a volcarse en las terapias alternativas. Estaba convencido de que la enfermedad era el efecto de la falta de armonía entre cuerpo y mente, de que los síntomas de una enfermedad son la expresión externa de los estados emocionales negativos.

En 1928 comenzó a trabajar en sus propios remedios a base de plantas y cuando tenía cuarenta y tres años (1930), renunció a su lucrativa práctica de Harley Street y salió de Londres con el fin de concentrarse en encontrar un nuevo sistema de curación que implicase remedios vegetales. Estaba seguro de que un nuevo sistema de la medicina podría encontrarse en la naturaleza y por ello dejó de trabajar en Gales y se fue a la campiña inglesa. En primavera y verano descubrió y preparó nuevos remedios a base de hierbas, y en invierno trató a los pacientes de forma gratuita.

En 1932 ya había descubierto el primero de los 12 remedios que empleó con muchos de los pacientes que acudían a él para recibir tratamiento. En 1933 comenzó a hacer el segundo grupo de remedios, los 7 ayudantes.

En 1934, se trasladó a Mount Vernon, en Oxfordshire y allí buscó en las calles y los campos en derredor, hasta que encontró con los restantes 19 remedios que necesitaba para completar la serie. Él mismo tenía sus propias angustias, pues necesitaba terminar su investigación, hasta que encontró una planta que podría ayudarle. De esta manera, a través de un gran sufrimiento y sacrificio personal, completó la obra de su vida.

En ese momento, decidió difundir su conocimiento entre la gente y publicó su trabajo, principalmente en conferencias públicas y en artículos de revistas. En particular, escribió artículos y dio conferencias entre 1933 y 1936 en relación con los remedios. Se anuncian sus remedios herbales en dos diarios y esto le trajo numerosas consultas por parte del público, pero el Consejo Médico General desaprobó fuertemente su publicidad. Nada nuevo que no siga ocurriendo ahora, donde la inquisición médico-científica anula a las otras alternativas.

Así que, del mismo modo que había abandonado su antiguo hogar, la oficina y el trabajo, era abandonado por sus colegas a causa de los métodos poco "científicos" que había utilizado hasta ahora. En lugar de emplear métodos de laboratorio, optó por confiar en sus dones naturales como sanador, y utilizar su intuición para guiar la curación. Obviamente, no obtuvo el aplauso de sus colegas, tan entusiasmados por lo que veían en sus microscopios. En los procesos de investigación de los científicos de antes y de ahora, no había lugar para la intuición ni para la observación simple de una planta.

Pero uno a uno, Bach encontró los remedios que quería, cada uno dirigido a un particular estado mental o emoción. No buscaba tratar patologías psicológicas, sino estados emocionales distorsionados. Su vida siguió un patrón estacional: la primavera y el verano fueron dedicados a buscar y la preparación de los remedios, mientras que durante el invierno se dedicaba a dar ayuda y asesoramiento a todos los que venían a encontrar el consuelo que sus colegas no conseguían darles. Se encontró que cuando se trata de las personalidades y sentimientos de sus pacientes, su infelicidad y malestar físico van a mejorar cuando se consigue desbloquear el potencial de curación natural en sus cuerpos y se deja trabajar al organismo en su autoajuste. Desde ese momento, no es el terapeuta quien cura, sino el propio organismo. Claro está, que esto no otorga ningún prestigio al médico, acostumbrados a recibir felicitaciones por haber "sanado" a los enfermos.

Dr. Bach falleció pronto pero en paz, en la tarde del 27 de noviembre de 1936. Tenía sólo 50 años de edad, pero había dejado tras de sí la experiencia y el esfuerzo de varios de vida, y un sistema de medicina que ahora se utiliza en todo el mundo.

Ahora, vemos que el Dr. Bach tuvo que lidiar especialmente contra sus propios colegas médicos, enfrascados en métodos "científicos" en los cuales se cataloga el cuerpo humano en zonas y sistemas, obviando la conexión de la mente con las emociones y de éstas con el entorno. Un mes antes de su muerte, escribió a Victor Bullen esta carta:

"Intento evitar la distorsión sobre mis postulados, una poderosa arma de mis enemigos que intentan mi destrucción... pero la humanidad es quien debe tener la última opción sobre cómo curarse. Tan pronto como un maestro ha dado su trabajo al mundo, una versión retorcida de la misma sale para descalificarla, en un intento de evitar que las personas puedan elegir libremente entre el oro y la escoria. Mi trabajo de curación está hecho y publicado, para que la gente puedan ayudarse a sí mismos".

Sus remedios, y esto debe quedar claro, no necesitan el auxilio y el diagnóstico de un terapeuta, pues es el propio enfermo el que debe seleccionar aquel que considere que encaja perfectamente en su estado emocional alterado. Esta ausencia de un terapeuta fue su mayor error pues ¿cómo podrían vivir los psicólogos y psiquiatras si el enfermo se curaba a sí mismo?

Recolección y elaboración

El primer paso, aunque de forma similar que en la preparación homeopática, dista mucho de ser parecido ya que la Tintura Madre en el método de Potenciación Solar se obtiene de la planta viva y no del triturado de ésta. Se realiza en el hábitat de la planta, es decir, en plena naturaleza y el proceso es mucho más sencillo y rápido, manteniendo la efectividad del preparado.

a) Elegiremos una planta sana en estado de floración y de ella cogeremos las flores de mejor aspecto y en el punto adecuado de maduración. Existen variantes en este paso que dependen de los elaboradores, algunos ni siquiera cortan las flores y realizan el trasvase energético de la planta manteniendo una geoda (mineral de cuarzo de forma parecida a un recipiente semicircular) llena de agua en el campo de acción de la flor que hemos elegido.

b) Colocamos un recipiente de cristal transparente cerca de la planta con la que vamos a trabajar; este recipiente se llenará de agua de manantial y en él introduciremos las flores necesarias para llenar la superficie del recipiente.

c) Mantendremos las flores sobre la superficie del agua durante un tiempo mínimo de tres horas con la acción directa de los rayos solares que bañarán el recipiente, junto a la planta, durante todo el tiempo que dure el proceso.

d) Se filtra el agua y se desaloja todo lo que se haya podido introducir en el proceso de obtención del preparado, incluidas las flores.

e) Se mezcla brandy al 50% con la cantidad de agua que hayamos depositado en el bol de cristal, y por último guardaremos esta mezcla en un recipiente de color ámbar para evitar la incidencia de la luz. Ya tenemos la Tintura Madre de una esencia floral.

f) De la tintura Madre se extraen de 2 a 7 gotas que se mezclarán en un recipiente de 15 m/m con el 40% de brandy y el 60% de agua de manantial. Este es el extracto o esencia que se comercializa habitualmente y que podemos encontrar en las herboristerías y establecimientos especializados. De aquí, aún se realizará otra dilución que finalmente ingerirá la persona que desee utilizar la esencia.

Aunque pueda haber alguna variante en el procedimiento de obtención del elixir y con algunos matices en cuanto a la elaboración o conservación posterior, la acción terapéutica sigue inalterable. El principio filosófico que empujó a Bach hacia la consecución de esencias para equilibrar el alma y la personalidad de los seres humanos, sigue estando presente en los elaboradores.

En general, si desea fabricarlas usted mismo siga estos pasos:

1- Identifique sin dudar las plantas elegidas y hágalo en un lugar exento de contaminación.

2- Lávese las manos con agua y jabón, e incluso puede desinfectarlas con própolis.

3- Los utensilios debe hervirlos durante 20 minutos empleando con preferencia agua de manantial o de lluvia. Hay que dejarlos secar y luego envolverlos en un paño limpio hasta el día siguiente.

4- La preparación se hará en un día soleado, sin nubes, cálido. Si quiere emplear el método de ebullición, en lugar del solar, escoja un día soleado y con luz.

5- Coja las flores con delicadeza, como si fueran niños recién nacidos, y hágalo con toda la planta; no seleccione.

6- Póngalas inmediatamente en agua. Si tiene que transportarlas emplee una hoja grande para que no hagan contacto con su mano.

7- Emplee una rama para removerlas.

8- Guárdelas en lugar fresco y oscuro.

Método solar:

1. Ponga un litro de agua fresca de lluvia en una fuente de cristal poco profunda. Si no encuentra agua de lluvia emplee agua mineral pobre en sales. El lugar deberá estar cercano a las plantas, alejado de las sombras y sin contaminación.

2. Recójalas entre las 9 de la mañana y el mediodía.

3. Deposite las flores de forma que cubran toda la superficie y distribúyalas con una ramita. No las

toque nunca con las manos ni trate de sumergirlas.

4. Deje el recipiente en un lugar al sol, sin tapar, y sin contaminación ambiental.

5. Deje que reciba los rayos del sol durante tres horas.

6. Saque las flores con una ramita y vierta 50 ml de esa agua en una botella que contenga otros 50 ml de coñac.

7. Agítelo 100 veces y ponga una etiqueta con la flor y la fecha. Esta tintura se mantendrá activa durante años. Si quiere un frasco de reserva ponga dos gotas de la tintura en un frasco con capacidad para 30 ml y añada coñac.

8. Para el tratamiento se emplean dos gotas del frasco de reserva.

Método de ebullición:

1. Llene una cacerola esmaltada, de acero inoxidable o cristal con

capacidad para 3 litros, de agua de lluvia o mineral. No emplee utensilios de cobre, aluminio, o que contenga antiadherentes.

2. Ponga las flores hasta que cubra los ¾ de su capacidad.

3. Ponga algo de agua fría sobre las flores, tape el recipiente, y llévelo a ebullición. Déjelo hervir a fuego lento durante media hora y remuévalo con una ramita. Si es posible, realice esta operación en el campo, entre las 9 y el mediodía de una mañana soleada.

4. Retire el recipiente del fuego y déjelo enfriar al aire libre.

5. Déjelo reposar bien hasta que el sedimento se vaya al fondo.

6. Filtre el líquido y échelo en una jarra de cristal o en frascos de 100 ml.

7. Vierta la misma cantidad de líquido que de coñac.

8. Agítelo, ponga una etiqueta y guárdelo en la oscuridad. Esta será la tintura madre.

Las esencias florales se venden en herbolarios de todo el mundo. Vienen en pequeñas botellas de esencia conservadas con un poco de brandy, y aunque se pueden elaborar en casa, es más conveniente que se compren.

La mayoría de las esencias son bastante seguras de usar, así que se pueden mezclar varias gotas de acuerdo con las instrucciones del paquete en agua y beber la mezcla. El sabor puede ser un poco desagradable debido al conservante brandy. Es posible que aparezca un efecto inmediato, o sea necesario tomarlas durante varios días.

Precauciones

No hay efectos secundarios conocidos de las esencias florales, ni existen interacciones. No obstante, si tiene o sospecha que existe un trastorno alimenticio como la bulimia o la anorexia, debe buscar tratamiento profesional, ya que estos trastornos de la alimentación son muy difíciles de superar por su cuenta.

Clasificación

El Dr. Edward Bach clasifica las 38 esencias representativas mediante una clasificación que denominaba como 12-7-19: los doce curadores, los siete ayudantes, y su segundo Diecinueve. Repasemos someramente sus remedios:

Los Doce curadores

Bach sentía que eran para las almas primarias, el tipo de persona que somos. Él comparó esto con las lecciones del alma que hemos venido a aprender, como la paz interior (Agrimonia), la fuerza y la capacidad de decir no (Centaura) y la sabiduría (Cerato). Podemos ver este tipo con mayor facilidad en los niños -como adultos hemos acumulado otras capas de desequilibrios-, pero cuando estamos bajo presión el tipo de alma puede negarse a sí misma.

Los otros 9 sanadores son los siguientes:

Achicoria -para disolver la autocompasión y el "yo, yo, yo" potenciando la generosidad de dar

Clematis -soñadores para llevarles a la tierra

Genciana -para resolver el desánimo y el desaliento mediante la fe

Impatiens -para liberar la mente tensa y proporcionar la dulzura

Mimulus –quitar el miedo a las cosas conocidas y potenciar la valentía

Rock Rose -para transformar el terror y miedo en coraje

Scleranthus -para lograr el equilibrio y la determinación de la indecisión

Verbena -para liberar el exceso de entusiasmo y fomentar la tolerancia y tranquilidad

Violeta de agua -para cambiar a una persona orgullosa y distante, en la alegría del servicio y tomar parte en la vida.

Los siete ayudantes

Se emplean una o más de las siete esencias de ayuda para los pacientes que no parecen responder suficientemente a la terapia contenida en uno de los doce curadores:

Impatiens, Genciana, Mimulus, Clematis, Agrimonia, Achicoria, Verbena, Centaury, Scleranthus, Violeta, Rose y Cerato, desarrolladas para los desequilibrios de sus doce personalidades arquetípicas. Su idea era que a través de la transformación vibracional de estos desequilibrios, se podrían curar las enfermedades superpuestas. Como en ocasiones no se logra la curación de los arquetipos, se emplean los siete ayudantes.

El propósito de los siete ayudantes es abordar de manera diferenciada patrones vibratorios negativos que pueden estar oscureciendo el tipo de personalidad manifiesto. Por ejemplo, la oliva, una de las siete esencias florales, se prescribe para los estados de agotamiento, cuando algo de larga duración ha desgastado la capacidad de lucha para curarse. En este caso, estas manifestaciones pueden ser difíciles de ver, pues la personalidad primera del afectado la oculta, mostrando rasgos de personalidad o patrones extraños.

Los estados crónicos, simplemente impiden el progreso en el proceso de curación que de lo contrario podría tener lugar. Una vez más, el uso de la esencia de oliva supone un ejemplo para que los ayudantes puedan permitir la eficacia de los doce curadores.

Tal vez viven el miedo y el magnetismo nos aconseja emplear Mimulus, y la limpieza de este miedo podría efectuar la curación. Sin embargo, cuando la somnolencia es grande, y no se consigue tener la fuerza para trabajar con estas cuestiones, puede ser útil emplear Oliva a largo plazo, junto con Mimulus, para ofrecer un soporte más completo de la terapia floral.

Bach escribió que si una persona no está respondiendo a las esencias opuestas en su acción, por ejemplo, dinamismo y relax, se puede incorporar avena siguiendo esta conclusión: 'Si eternamente un caso no responde al tratamiento, significa que los remedios pueden ser convencionales y que el paciente se encuentra en esa dualidad de abrir y cerrar.

Así que dentro de las siguientes descripciones de las siete esencias florales de ayuda, el público pueda encontrar una esencia adecuada. Puede darse el caso en el que una enfermedad tenga raíces emocionales y que un conjunto de esencias pueda ser de ayuda, pero no debemos confiar excesivamente en la autoprescripción de las esencias florales como una cura. La subjetividad del enfermo sobre su mal y lo que realmente lo ocurre, suelen ser un freno.

Oliva

Tipología:

Persona agobiada

Sentimiento de debilidad

Cobardía

Espalda corvada

Ojeras

Temeroso

Poco realista.

Los contenidos de la flor del olivo, se emplean cuando un gran cansancio está presente. Un individuo puede estar pálido, agotado después de una preocupación excesiva, una enfermedad, dolor o problemas opuestos. Lo habitual es que no confíe en él porque sienta que su talento y energía corporal se han gastado.

El remedio de oliva permite entrar dentro de uno mismo, encontrar su luz, ayudando a sentir calidad, además de un rejuvenecimiento que viene de establecer (o re-establecer) una conexión con la vivacidad universal. Esta conexión puede asegurar el impulso necesario para el cambio, o puede ser también la dirección transformadora para ayudar a lograr que el cuerpo etérico, el espíritu, siga unido al cuerpo físico.

Esta esencia se utiliza cuando se ha perdido voluntad debido al desaliento, en la desesperanza. Para no emplear demasiada energía a cosas de menor interés. Devuelve la esperanza a esas personas, y es posible que puedan tener una perspectiva más brillante, tal vez alegría suplementaria, cuando se enfrentan a desafíos de la vida.

Roble

Tipología:

Fuerte

Sacrificado

Tenaz

Sanguíneo

Trabajador incansable

No les molesta recibir órdenes

Leales.

Es un remedio más para quienes están comprometidos con el sobreesfuerzo, sin tener en cuenta si ese esfuerzo está teniendo resultado positivo. Ayuda a tener un gran control de nuevo sobre la fuerza, empleando recursos verdaderos. Sin embargo, a veces es crucial para equilibrar entre potencia y elegancia.

El individuo puede haber quedado en una situación de reposo, por una sensación de fracaso, o sucumbir a una enfermedad, o por el contrario, continuar con sus esfuerzos. De sus cenizas puede restablecer el equilibrio, lo que permite la libertad de dejar en reposo lo que es esencial. Una esencia importante en el mundo de hoy.

Vid

Tipología:

Profesores

Inflexibles

Autoritarios

Fuertes

Soberbia

Afán de gobierno

Aduladores

Líderes

Obstinados

Requieren obediencia

Colérico

Impaciencia.

Ayuda a encontrar el camino correcto, la única manera, permitiendo la apertura de las ondas cerebrales y la comprensión de puntos dispares de actitud. Una necesidad de dinero puede ocasionar tener personalidad de mando, insistiendo en que todo el mundo debe ganar dinero para mejorar su ventaja, incluyendo los profesionales de la salud. Este punto de vista de la responsabilidad ocasiona una gran tensión cuando está presente. La esencia de la vid puede evitar enervar esta naturaleza codiciosa, ayudando a entender otros puntos de vista totalmente válidos. Esto permite a la persona encontrar el apoyo necesario, a menudo una orientación para la transformación personal.

Rock Water

Tipología:

Rigidez en el pensamiento y las costumbres

No le gustan los cambios

Visten con sobriedad

Apenas ríen

Carecen de flexibilidad para adaptarse

Con el tiempo, se vuelven malhumorados

Ideas preconcebidas.

Para aquellos que son inmensamente problemáticos en sí mismos. Siendo el pensamiento y la conciencia uno, no hay que limitar a ninguno, como los amigos y la familia. La flexibilidad y la espontaneidad son componentes unidos a una vida bien vivida. Además, una rigidez en el estilo de vida puede evitar que tengamos alegría, lo que nos llevará a muchas enfermedades. Esta flor está indicada para aquellos que no terminan viendo resultados, permitiendo que abran su alma.

Wild Oat

Tipología:

Conflictos internos entre lo que son y lo que quieren ser

Personas ocupadas en muchos asuntos simultáneamente

Dudas entre dar preferencia al espíritu o al cuerpo

Quieren ser prácticos pero pierden mucho tiempo

Líderes espirituales o políticos marginales

Buscan un modelo en quien reflejarse

Buscan echar raíces que luego le agobian

Piensan que están aquí para dejar huella

Individualistas y solitarios a su pesar

Siempre empiezan de cero, dando la impresión de no saber lo que quieren

Emprenden diferentes ocupaciones, desarrollándolas todas con éxito

Siempre está cambiando de trabajo

No encuentran el medio social que les satisfaga

Personas ambiciosas.

La salud y la felicidad están inusualmente muy conectadas y son el refugio para el descubrimiento de nuestra valía. La falta de propósito en nuestras acciones, nos lleva al desaliento. La Avena salvaje nos permite estar aliados con nuestra verdadera vocación, de modo que tanto el individuo como su entorno, pueden beneficiarse. Cuando nos encontramos haciendo aquello para lo cual estamos capacitados, nuestra salud y las de aquellos que nos rodean, es óptima.

Heather

Tipología:

Se sienten víctimas

Creen que las personas les tienen lástima

Llorones

Sienten una necesidad imperiosa de hablar

Siempre están acudiendo al médico

Solamente hablan de sus males y problemas

No saben lo que es la empatía

Sensación de soledad.

Locuacidad-Silencio interior

Gorse (Aulaga)

Tipología:

Claudicación ante la adversidad

Abandono del espíritu de lucha

Creen que lo suyo ya no tiene remedio

Abandona pronto los tratamientos alentadores.

Pasividad.

Es el remedio para las personas que se han dado por vencidas y que han perdido la esperanza. Las personas en el estado Gorse prácticamente se niegan a ser animadas, puesto que tienen la certeza de que su caso está perdido. Si están enfermos piensan que es incurable o bien dicen que han heredado esto o aquello de sus familias y por lo tanto no hay nada que se pueda hacer por ellos.

Dr. Bach la clasificó como 'incertidumbre' y no como una flor para la desesperación, para la pérdida de certeza. Para lograr que vea las cosas bajo otro matiz, con la fe en la vida renovada y continuar adelante con más certeza.

Desesperanza muy grande, cuando han renunciado a creer que se puede hacer algo más por ellos.

Desesperanza- Optimismo

Estos son los siete ayudantes, según la clasificación por el método 12-7-19 del Dr. Edward Bach. Se dice que con los doce curadores más sus siete ayudantes, pueden contribuir a la transformación de innumerables estados vibracionales / emocionales. Al mismo tiempo, es importante mantenerse abiertos a otras posibilidades. Los expertos en esencias florales argumentan que no hay ninguna flor que se pueda aplicar en una situación de forma exclusiva.

Estos (que completan el conjunto de los 38 remedios de Bach), se refieren a los estados emocionales que resultan de golpes y desafíos de la vida. Incluyen Holly, para los celos, la envidia, la venganza, la sospecha y la codicia (negativos en su totalidad), empleando Pino para la calidad del amor, que trae la autoestima, aliviando el sentimiento de culpa.

CAPÍTULO 2

EL ESFUERZO

Si usted quiere perder peso que tendrá que romper ciertos patrones y esto será un gran ajuste. Al igual que muchas personas, puede haber quedado atrapado en ciertas dietas.

En el comienzo de una dieta, por ejemplo, la dieta Dukan, se pierde peso rápidamente. A continuación, el peso se pierde más lentamente y se necesita valor para mantener la dieta.

A veces, durante su dieta, puede ser difícil despegarse de las costumbres, como de un amigo, acudir al fútbol o estar con los familiares. Puede ser difícil cuando hay comida suculenta y el alcohol está presente y que forman parte habitual de la dieta. Esto puede causar estrés, pero se requiere que tenga una fuerte disciplina en este momento para no ceder.

La pérdida de peso requiere mucho esfuerzo. Si el resultado no es proporcional al esfuerzo, uno se desanima fácilmente. Incluso si hay ya una buena cantidad de peso perdido, pero no la cantidad que se desea, la persona puede castigarse a sí misma en el interior, causando estrés que hace que permanecer en la dieta sea aún más difícil.

Los cambios de humor e irritabilidad son estados emocionales que a menudo se producen durante el adelgazamiento, pues el régimen hace sufrir y pronto estará enojado. Siempre se está caminando sobre una cuerda floja.

Impaciente

Si quiere perder peso y ver un resultado lo más rápidamente posible, pues es demasiado impaciente para esperar los beneficios, las flores de Bach pueden ayudar. Los resultados llegarán, pero con el tiempo.

Culpa de estar obeso

Si está sufriendo de un momento difícil y no es capaz de pegarse a su dieta, comenzará a sentirse culpable. Los sentimientos de culpa se unen al estrés, y esto podría causar que deje la dieta por completo.

Estrés

Alguien que está perdiendo peso de forma automática se enfrentará a una serie de emociones. El estrés será sin duda parte de ella, pues su báscula no siempre sigue una línea descendente y antes de subirse la tensión será máxima.

Necesita cambios

La pérdida de peso puede ser una tarea de enormes proporciones que requiere cambios en el estilo de vida sobre el qué, cuándo y cómo se come. Estos cambios pueden incluso afectar a su estado mental. La depresión, el desánimo y la autocrítica son características devastadoras que pueden lanzar a cualquier persona completamente fuera del curso de la meta deseada de la pérdida de peso.

¿Ha perdido el entusiasmo por la vida?

¿Está desanimado sobre que no está perdiendo el peso como esperaba, a pesar de haber seguido diligentemente su régimen de dieta?

Clematis, sola o en combinación, levantarán el ánimo y renovarán su enfoque positivo para alcanzar su objetivo.

Tal vez usted está disgustado con cómo se encuentra en este momento. **Crab Apple** le ayudará a ser menos crítico con uno mismo.

Una combinación de cinco esencias, Flor de jara, Cherry Plum, Clematis, Impatiens y Estrella de Belén son eficaces en el tratamiento de las emociones de la impaciencia, el miedo, el dolor y la inestabilidad. La corrección de estas emociones negativas nos lleva a los sentimientos de armonía, tolerancia, valor y cordura, que pueden ayudar a mantener el rumbo de nuestro objetivo de pérdida de peso.

El trabajo

Cambiar hábitos alimenticios

Tener autodisciplina en los momentos difíciles

Encontrar el valor de no darse por vencido cuando las cosas no van bien

Tener suficiente paciencia cuando no se ve un resultado inmediato

Evitar sentimientos de culpa si no hemos cambiado lo anterior.

Las flores ayudan a las personas que hacen dieta para adaptarse a un patrón de alimentación saludable. Una mezcla adecuada de esencias calma y equilibra, mientras que ayudan a las personas a tener más autodisciplina, dando valor para continuar con la dieta.

Muchas personas que hacen dieta encuentran que pierden peso relativamente rápido al principio. Sin embargo, poco después del primer mes, los resultados tardan más tiempo para seguir esa tendencia. Por eso, aquellas personas que se desaniman, se beneficiarían de usar los remedios de flores de Bach para la pérdida de peso, ya que ayudan a promover una actitud paciente. La mezcla también ayuda a aquellos que se sienten culpables cuando se rompen las reglas de la dieta y los antojos se reducen.

Hay que decir adiós al arrepentimiento y la culpa mediante un remedio adecuado. Puede dejar el arrepentimiento y la culpa en el pasado con la determinación de continuar incluso después de un revés.

Al cabo de unos días o un par de semanas, comenzará a descubrir los beneficios de estas esencias, pero es muy recomendable seguir utilizando la mezcla durante al menos 12 semanas. Esto asegura que los efectos del remedio de flores de Bach para la pérdida de peso sean duraderos.

Situaciones

Puede ser que usted haya estado tan ocupado, que ha sido difícil encontrar el tiempo para cocinar y comer una dieta equilibrada. Pero todos tenemos que tener buen cuidado de nosotros mismos para mantenernos sanos en mente y cuerpo.

Las esencias Florales de Bach, se emplean en personas que quieren cambiar las emociones negativas en sus contrapartes positivas. Como hay muchos problemas que enfrentan a las personas y que tienen consecuencias emocionales negativas, los remedios de Bach ayudan a la pérdida de peso al templar el impacto de éstas.

Los problemas emocionales de las personas que pierden peso son comúnmente: la fluctuación de los niveles de energía, el estrés, cambios de humor, sentirse cansado e irritable, y ceder a la tentación.

Dosis

Las flores de Bach se pueden tomar de forma individual o en combinación con hasta seis flores. La dosis es por lo general cuatro-cinco gotas debajo de la lengua hasta seis veces al día. Para encontrar la esencia de la flor o la combinación, se puede ir a una flor esencial que será elegida mediante autodiagnóstico.

Un envase de 50 ml de un solo remedio de flores de Bach para la pérdida de peso tendrá una duración de aproximadamente un mes. Una manera fácil de asegurarse de tomar la cantidad necesaria es dejar caer la dosis diaria de 24-30 gotas en una botella de agua mineral y beberla durante el día. Mantenerse hidratado es vital, por lo que beber una botella de agua mineral todos los días es parte de una dieta normal y saludable. A pesar de que los resultados son experimentados de forma relativamente rápida con respecto a la mejora de los niveles de energía y la reducción de los antojos de alimentos, es importante mantener el tratamiento durante la duración de su dieta.

Forma física

A diario nos bombardean con anuncios sobre productos que dicen que se deben tomar para ponernos en forma. Durante el verano, y la menor cantidad de ropa que usamos durante ese período, las empresas de productos de pérdida de peso son un gran negocio. Pero, ¿estos productos realmente ayudan?

De todos modos, lo admitimos: las flores de Bach no harán que tengamos una buena forma física, pero podrían ayudar.

La crítica hacia las esencias florales

Las esencias florales se parecen mucho a algo salido de una novela de imaginería, e incluso en su propio tiempo, el Dr. Bach fue muy criticado, y el modo en que las seleccionó es uno de los principales. A los científicos no les gusta la intuición y prefieren la experimentación. Los críticos sostienen que las esencias florales no son nada más que agua y brandy y que cualquier efecto positivo se debe a lo que se conoce como el efecto placebo, el cual y según la acepción médica, significa que los resultados positivos provienen de la creencia del paciente en el remedio, no del remedio en sí. Puede ser, pero en este caso nos parece el mejor medicamento que existe. Si un medicamento es capaz de curar a un paciente simplemente por la fe en el producto, sin efectos secundarios y en ocasiones de forma determinante, nosotros quisiéramos que todos los medicamentos tuvieran efecto placebo.

Y es que la medicina científica, en su egolatría, cree que realmente son los medicamentos los que curan, cuando en realidad es el cuerpo quien ha desencadenado el proceso de curación. Por decirlo de otro modo, los medicamentos e incluso las plantas medicinales, proporcionan elementos para ayudar al cuerpo a que se restaure, si ello es posible. Los productos naturales llegan mucho más lejos que los medicamentos, básicamente porque tienen "memoria", y esto les confiere la propiedad de llegar a zonas corporales insospechadas. Además, actúan en los tres frentes que componen la estructura humana: el cuerpo, la mente y el espíritu.

Si un remedio natural no ha sido eficaz, puede ser porque no hayamos escogido el adecuado para esa persona en concreto; así de sencillo.

No importa si usted cree firmemente en el poder de las esencias florales o piensa que un preparado homeopático elaborado con veneno de serpiente son los artífices de su curación definitiva. Mejor confiar en el producto que desconfiar, tal y como ocurre con los medicamentos. Así no hay modo de curarse.

Algunos médicos veterinarios, adiestradores de animales y expertos en comportamiento animal, informan de excelentes resultados con las esencias florales. Y a diferencia de los humanos, los animales no están condicionados por el efecto placebo.

REGLAS PARA PERDER PESO

En realidad, el secreto para perder peso es algo que todo el mundo sabe, por lo que está lejos de ser un secreto. La pérdida de peso sólo puede producirse eficientemente cuando comemos menos y hacemos más ejercicio. No se trata de un secreto, sino de un hecho. Así que cuando usted vea una persona gorda pidiendo limosna para comer, sepa que ese, al menos, no es su problema.

La cuestión es que comer menos, especialmente para las personas que les gusta tener una buena comida en su mesa, es como a un niño pedirle que tire sus juguetes a la basura. No son imprescindibles para su salud, pero él cree que sí lo son.

Si nuestra cantidad de alimentos se limita, sin duda sentimos hambre, o apetito, que es diferente. Y eso es muy peligroso. Debido a esta diferencia, solemos comprar refrigerios con demasiadas calorías.

Comer de manera diferente también es habitual y tomar aperitivos abundantes, dulces, salsas sabrosas... indudablemente hace incluso la comida más agradable, casi como una fiesta. Pero esas cosas dan a nuestros órganos más volumen.

Con el tiempo, todas estas cosas no nos hacen muy felices, sino lo contrario. Aquellos que mantienen un estilo con comidas abundantes, pierden una gran cantidad de diversión al negarse a comer porciones que no están bañadas en grasas sabrosas.

El problcma típico para perder peso es que tenemos que cambiar nuestros hábitos alimenticios, pero el cambio lleva una gran cantidad de auto-disciplina y perseverancia. Además, solemos involucrar a nuestro entorno inmediato. En lo referente a nosotros, es importante que no perdamos la fe demasiado rápido, debemos ser menos irritables y tener más paciencia. Las flores de Bach por sí mismas no le harán perder peso, aunque apoyan la decisión de lograrlo y que nos sintamos más capaces de lidiar con las emociones negativas.

Nos ayudan a:

Cambiar hábitos alimenticios

Tener autodisciplina en los momentos difíciles

Encontrar el valor para no darse por vencido cuando las cosas no van bien

Tener suficiente paciencia cuando no se ve un resultado inmediato

Evitar sentimientos de culpa si nos saltamos el régimen.

La cuestión es que no se puede encontrarse una única Flor de Bach para la pérdida de peso y nada ocurrirá si no se pone una dieta ingesta restringida y se hace ejercicio con regularidad, con el fin de deshacerse de los kilos. Es importante decir adiós a los antojos y conseguir un aumento de energía.

Algunas personas encuentran que por haber cambiado la dieta les es difícil mantener la fuerza y la concentración. Lo esencial es el equilibrio emocional, y esto se consigue con las flores.

Sobre la energía

Comprometerse con un plan de alimentación saludable puede ser extremadamente difícil cuando hemos aprendido a confiar en los alimentos azucarados para un rápido incremento de energía. Por tanto, una buena dieta consistirá en alimentos que liberan su energía lentamente durante todo el día sin la necesidad de "soluciones" azucaradas. Si usted tiende a desalentarse y abandonar todo cuando le llega la tentación por un bollo de crema o dos, las flores le ayudarán a expulsar a cualquier emoción negativa. De esta manera, se puede ver el problema desde una nueva perspectiva y seguir adelante, en lugar de detenerse en lo negativo y sentirse mal.

Romper el círculo vicioso de sentimientos negativos y renunciar a la dieta habitual, es difícil de lograr.

La selección de un remedio

La elección de un remedio se puede hacer a partir del conocimiento de la persona, y su reacción a las circunstancias actuales, y las referencias que ha encontrado en este libro. Es importante tener claro lo que los sentimientos no son exactos y quizá sea más fácil encontrar un amigo o alguien que nos conozca bien, pues con frecuencia es difícil ser objetivo con uno mismo.

Deberíamos tener como objetivo elegir un máximo de seis remedios y el punto clave es siempre buscar los temas profundos, no sólo la superficie. La perturbación superficial nos puede impedir ver lo que hay en el interior, pero cuando se curan las cuestiones básicas, a veces mediante un solo remedio, muchos otros aspectos de nuestros sentimientos simplemente desaparecen.

La elección también se puede hacer de manera intuitiva. Sin embargo, la elección intuitiva siempre debe estar respaldada por la lectura de las imágenes de los remedios antes de tomar una botella de tratamiento. La lectura sobre aquellos que hemos elegido puede ser muy esclarecedora y llevarnos a lograr la exactitud en la elección.

A veces, una opción puede ser simplemente intuitiva para reequilibrar lo que hay ahora, y que no sea del todo apropiado consumir la totalidad de la botella de tratamiento. Cuando estamos eligiendo de manera intuitiva, nuestra opción por defecto es nuestra necesidad más acuciante y sólo después de una meditación de unos pocos minutos u horas pueden aparecer las cuestiones más profundas y volverse más claras.

En algún momento, si se siente atraído por utilizar flores de Bach, no se tome la molestia de tratar de encontrar el remedio perfecto, porque cualquiera que tome siempre va a ayudar a traerle de vuelta al equilibrio, y, al mismo tiempo de tomarlo, le dará idea de su carácter.

La botella de tratamiento

La realización de una botella de tratamiento consiste en colocar cuatro gotas de cada esencia elegida en una botella de 30 ml que contiene aproximadamente el 20 por ciento de brandy y el 80 por ciento de agua. El alcohol actúa como conservante. Si la botella es para alguien que desea evitar el alcohol, simplemente se pueden dejar caer algunas gotas en agua muy caliente para que se evapore el alcohol, o las gotas pueden ser colocadas en las muñecas, en las que hay una rica red de meridianos y un sistema venoso muy superficial. También puede aprovechar la eficaz vía sublingual depositando las gotas directamente debajo de la lengua.

Dosificación

La dosis recomendada es de tres a cuatro gotas en la lengua de cuatro a seis veces al día durante el tiempo que sea necesario, durante un máximo de alrededor de seis semanas. Los remedios son totalmente compatibles, tanto con la medicación prescrita como con la homeopatía. A veces uno puede ser más apropiado que otro, así que la intuición y la experiencia son guías útiles. Los efectos secundarios son raros, aunque a veces la gente puede sentir ciertos trastornos a corto plazo que suelen ser como consecuencia del proceso de desintoxicación, con síntomas tales como erupción cutánea o dolor de cabeza. Las agravaciones son muy poco frecuentes. Una vez que la mejoría es notoria, entonces puede ser conveniente volver a evaluar y ver las emociones que subyacen.

La verdadera mejoría viene cuando se empiezan a usar las esencias florales de forma proactiva, elegidas de manera intuitiva o intelectualmente, semana tras semana durante varios años. Los usuarios se convierten en maestros y poseen entonces herramientas valiosas para ayudar a las personas,

CAPÍTULO 3

AFECCIONES QUE AFECTAN AL PESO

TRISTEZA

MOSTAZA (Mustard)

Sinapis arvensis

Le ayuda cuando de repente se siente deprimido o triste sin razón. Se siente como que una nube oscura fría ha destruido toda la felicidad y alegría. La depresión puede comenzar repentinamente sin ninguna razón.

Aplicaciones:

Para la tristeza y el desaliento cuando no tienen causa desconocida.

Depresión y melancolía.

Para los pesimistas, los depresivos y los que solamente ven nubarrones negros en el horizonte, incapaces de ver el sol que terminará asomándose.

Cuando la mente está ensombrecida por la oscuridad y la penumbra, con una sensación que abarca el cuerpo y la mente.

En el raciocinio ofuscado por la desilusión.

Incapacidad para alegrarse con un nuevo amanecer.

Para quienes nada les alienta o alegra.

En casos severos, puede haber desesperación y sentirse desolado, con la vida carente de sentido, sin incentivos, sintiendo envidia por las personas activas.

Fracaso sentimental, docente o laboral.

Para elevar la mente y las emociones para que la vida nos proporcione nuevas aventuras.

Giro brusco mental desde la tristeza y apatía a la creatividad y la liberación de los antiguos miedos.

OLMO BLANCO (Elm)

Ulmus scarba

Cuando se siente abrumado por su carga de trabajo y cuestiones de vida o se siente deprimido y agotado.

Aplicaciones:

Cuando la persona se siente sobrepasada o abrumada por la vida cotidiana o el dolor.

Sensación ocasional de responsabilidad abrumadora.

Hay sentimientos de incapacidad, especialmente porque el orgullo es muy alto y desean la perfección.

Las altas metas fijadas se hacen frecuentemente inalcanzables y en momentos surge la desesperanza.

Imposibilidad de hacer varias cosas al mismo tiempo.

Pocas expectativas de que mejore su vida.

Para quienes se sienten amenazados, presionados, intimidados.

Personas poco detallistas.

Progreso mental y laboral mínimo.

Visión de las cosas equilibrada y clara.

Mejor actitud para soportar las cargas y problemas de la vida.

CASTAÑO DULCE (Sweet Chestnut)

Castanea sativa

Para aquellos momentos que suceden a algunas personas cuando la angustia es tan grande que parece ser insoportable. Cuando la mente o el cuerpo se sienten como si ha tolerado el límite extremo de su resistencia. Cuando parece que no hay nada más que destrucción y aniquilación delante de su cara.

Aplicaciones:

Para los que se sienten al límite de la resistencia física, psíquica y espiritual.

En estados de extrema desesperación y angustia, cuando creemos que no podemos soportar más.

Exceso de trabajo o responsabilidades.

Para quienes han "tirado la toalla".

Muerte de un ser querido.

Riesgo de suicidio.

Ruptura sentimental traumática.

Pre-divorcio.

SAUCE (Willow)

Salix vitellina

Le ayuda cuando usted ha sufrido la adversidad o desgracia y le resulta difícil de aceptar. Se siente lástima de sí mismo y tiene la actitud de "pobre de mí".

Aplicaciones:

Para la amargura y el resentimiento.

Para los que se sienten perseguidos por el resto del mundo y siempre responsabilizan a los demás.

Para los indecisos, los irresolutos, los que no quieren discutir para no tener que pelear o sufrir, y los que tienen frecuentes cambios de humor.

Sensación de tener un destino inmerecido.

Búsqueda de la fuente de la desgracia, siempre culpando a otros o a las circunstancias.

Sentimiento de culpa por las desgracias de alguna persona allegada.

Auto-culpa y pesar insoportables, rechazando la realidad.

Frustración interna y resentimiento hacia otros, aun cuando puedan ser intachables a los ojos de una persona objetiva.

Percepción irracional e interpretación de los hechos emocionalmente errónea.

Irritabilidad por considerar que no ha tenido el destino merecido.

Para vivir y dejar vivir en la tolerancia y la empatía.

AULAGA (Gorse)

Ulex europaeus

Cuando se siente una gran desesperanza, y se ha instaurado la creencia de que no se puede hacer más por uno mismo. Bajo la persuasión o para complacer a los demás, se prueban diferentes tratamientos, al mismo tiempo, asegurando a los que le rodean que hay poca esperanza de alivio.

Aplicaciones terapéuticas:

Para el desaliento y la desesperanza profunda.

La pérdida de la voluntad para seguir luchando en situaciones dramáticas, como una enfermedad o penuria económica.

Negativismo y poca predisposición para probar nuevas vías.

GENCIANA (Gentian)

Gentiana amarella

Cuando se está desanimado fácilmente después de un retorno. Cuando se descorazona fácilmente al enfrentarse a las dificultades y para escépticos o pesimistas.

Aplicaciones:

Ayuda a superar la tristeza y la depresión cuando estas son debidas a causas conocidas.

Duda y pesimismo.

Contra el desaliento ante los problemas grandes o repetitivos.

Para el negativismo, el fracaso y la ausencia de espíritu competitivo.

Para perseverar en la lucha por los ideales.

Para quienes se sienten gafados o víctimas del mal de ojo.

Carencia de resistencia interna y física.

Cobardía y timidez.

Pérdida de la fe religiosa.

ALERCE (Larch)

Larix decidua

Cuando falta confianza en uno mismo y autoestima, y se siente deprimido.

Aplicaciones:

Para el sentimiento de inferioridad

Pasividad ante las desgracias

Complejo de inferioridad

Sensación de no servir para nada, de ser el peor de la clase o trabajo

Para quienes se dejan avasallar y abusar

Futuro examen

Nerviosismo ante una entrevista de trabajo

Retraimiento en sociedad

Miedo a practicar el sexo con nuevas personas.

ESTRÉS

REMEDIO RESCATE

Ayuda a cualquier situación estresante donde hay que ser capaz de asumir los problemas y las emociones.

Composición:

Cerasífera: Para los sentimientos de desesperanza.

Estrella de Belén: Para los estados de shock emocional y físicos.

Heliantemo: Alivia los momentos de miedo y terror.

Impaciencia: Cuando está el ánimo alterado, irritable y colérico.

Clemátide: Para los apáticos, los conformistas.

La suma de estos cinco componentes proporciona un alivio inmediato en situaciones de estrés, sobrecarga emocional y física, y problemas familiares. Adecuados también para cuando nos encontremos nerviosos, indecisos y creamos que los problemas se nos desbordan o no somos capaces de solucionarlos al unísono.

Puede ser empleado por niños pequeños que estén muy nerviosos o que acaban de pasar una enfermedad. En adolescentes rebeldes, peleones, y en los conflictos de pareja, especialmente cuando se esté en proceso de divorcio.

Se aplica tomando cuatro gotas del remedio puestas debajo de la lengua. La dosis puede ser cada hora o incluso menos, hasta que se note la mejoría. También se puede añadir a una crema de belleza en el momento de emplearla, y al baño, a la esponja o incluso en una compresa femenina o apósito de heridas.

ROBLE (Oak)

Quercus robur

Ayuda cuando disminuye la fuerza interior. Por lo general, en personas muy cumplidoras, con exceso de trabajo y que pasan por alto el grado de cansancio.

Aplicaciones:

Es el remedio de los trabajadores, de los obsesos por el trabajo que pierden el sentido de la proporción de sus propias fuerzas y llegan fácilmente al agotamiento.

Abatimiento por falta de logros, sensación de tener todo en contra.

Personas muy luchadoras, valientes y que no gustan de rendirse, pero que se agotan por ir ciegos por un camino equivocado.

Mente agotada ante la perseverancia en los deberes de la vida, aun cuando la fuerza y la vitalidad puedan estar fallando.

Cuando hay decepción o carencia de recompensa a pesar de los esfuerzos realizados.

Creen que tienen un deber en esta vida ineludible, incluso a costa de su sacrificio.

No suelen dedicar mucho tiempo a actividades recreativas, pues ante todo es el deber, pero se agotan bruscamente.

Cuando aparece el cansancio interno después de jornadas de trabajo intenso.

Carencia de motivación que les obliga a abandonar.

Necesidades vitales emocionales y físicas no satisfechas, lo que ocasiona retrocesos laborales.

OLMO BLANCO (Elm)

Ulmus scarba

Para quienes se sienten abrumados por su carga de trabajo y cuestiones de vida o se sienten deprimidos y agotados.

Aplicaciones:

Cuando la persona se siente sobrepasada o abrumada por la vida cotidiana o el dolor.

Sensación ocasional de responsabilidad abrumadora.

Hay sentimientos de incapacidad, especialmente porque el orgullo es muy alto y desean la perfección.

Las altas metas fijadas se hacen frecuentemente inalcanzables y en momentos surge la desesperanza.

Imposibilidad de hacer varias cosas al mismo tiempo.

Pocas expectativas de que mejore su vida.

Para quienes se sienten amenazados, presionados, intimidados.

Personas poco detallistas.

Progreso mental y laboral mínimo.

Necesidad de visión de las cosas equilibrada y clara.

Para mejorar la actitud para soportar las cargas y problemas de la vida.

CASTAÑO DULCE (Sweet Chestnut)

Castanea sativa

Para aquellos momentos que suceden a algunas personas cuando la angustia es tan grande que parece ser insoportable. Cuando la mente o el cuerpo se sienten como si ha sobrepasado el límite extremo de su resistencia. Cuando parece que no hay nada más que destrucción y aniquilación.

Aplicaciones:

Para los que se sienten al límite de la resistencia física, psíquica y espiritual.

En estados de extrema desesperación y angustia, cuando creemos que no podemos soportar más.

Exceso de trabajo o responsabilidades.

Para quienes han "tirado la toalla".

Muerte de un ser querido.

Riesgo de suicidio.

Ruptura sentimental traumática.

Pre-divorcio.

CERASÍFERA (Cherry Plum)

Prunus cerasifera

Cuando se sienta como algo a punto de explotar y a que el miedo puede hacerle perder el control de sus emociones y acciones.

Aplicaciones:

Miedo a hundirse, a perder el control o perder la razón.

Frente a miedos a cometer actos incontrolados.

Pérdida del control, desesperación y miedo a autolesionarse.

Rabietas.

Crisis de histeria.

Deseos de suicidio.

Estrés y agotamiento por preocupaciones y problemas.

Personas sometidas a tensión intensa durante mucho tiempo, como una guerra o divorcio.

Después de enfermedades largas y penosas.

Cambios profundos en la vida.

Para quienes no gustan de contar sus intimidades

Pensamientos terribles, improcedentes y en ocasiones maquiavélicos.

Tratamiento preliminar para conocerse a sí mismo y encontrar la paz.

Para encontrar coraje ante los problemas.

Liberación de los demonios internos, los remordimientos y traumas.

CASTAÑO BLANCO (White Chestnut)

Aesculus hippocastanum

Ayuda cuando la mente está sobrecargada con pensamientos, por lo general argumentos, ideas, pensamientos que no desea seguir repitiendo en su mente. Estos pensamientos pueden impedir dormir.

Aplicaciones:

Para el exceso de actividad mental o ideas repetitivas u obsesivas.

Angustia y desorientación extremas.

Cuando la mente está llena de malos presagios y pensamientos y es imposible apartarlos de ella.

Para liberar a la mente obsesiva.

Para quienes creen que sin la ayuda de los demás no conseguirán nada en la vida.

Para quienes se encuentran en una encrucijada.

IMPACIENCIA

IMPATIENS

Impatiens glandulífera

Para quienes son rápidos en el pensamiento y la acción, y que desean terminar todas las cosas por hacer, sin vacilación ni demora. Cuando están enfermos están ansiosos por una recuperación precipitada. Les resulta muy difícil ser pacientes con las personas que son lentas, ya que consideran que es incorrecto y una pérdida de tiempo, y se esforzará para que estas personas sean más rápidas en todos los sentidos. A menudo prefieren trabajar y pensar solos, para que puedan hacer todo a su propio ritmo.

Aplicaciones:

Para personas impacientes que no suelen respetar el curso natural de los acontecimientos y odian la rutina.

A quienes la lentitud de los acontecimientos les desespera, pues desean hacerlo todo más rápido.

Para las personas que no pueden dejar de trabajar y a quienes estar sentados contemplando un paisaje les supone una pérdida de tiempo.

A quienes les desesperan los lentos, aquellos que siempre dicen ¡No tengas prisa!, justificando así su falta de dinamismo.

Para aquellos que reconocen no encontrar su puesto en la sociedad.

Como terapia de relajación general.

Antes de emprender unas vacaciones.

A quienes se aburren tumbados en la playa.

En las experiencias de cólera, frustración, descontento, e irritabilidad, unidas a una actitud egocéntrica, y el deseo de que los demás le presten más atención.

Es necesario que mitiguen la tensión en su mente y cuerpo, evitando sentirse abrumados por la lentitud en que ocurren las cosas.

Cuando deseamos que el reloj marque las horas más deprisa.

JET LAG (descompensación horaria)

Comer en horarios cambiados y hacerlo con frecuencia, imposibilita tener un buen control del peso y una adecuada nutrición. Además, estos problemas se agudizan cuando viajamos largas horas sentados en un medio de transporte.

Los siguientes remedios se tomarán un par de días antes del vuelo, durante el vuelo y al llegar. Si el cambio de horario es en tierra, se tomará antes de comenzar el trabajo.

OLIVO (Olive)

Olea europea

Ayuda a mitigar el agotamiento físico por viajar y estar en la carretera durante varias horas.

Aplicaciones:

El remedio Olive pertenece al grupo de Carencia de Interés por las Circunstancias. Expresamente, trata los estados de agotamiento de mente, cuerpo y espíritu, ocasionados por los cambios continuados.

Cuando se llega al límite del cansancio y agotamiento psíquico y físico.

Útil en situaciones de desgaste moral y anímico.

En la fatiga intensa, tanto de cuerpo como de mente, en la tristeza aguda y el cansancio por los problemas repetidos.

Cuando la mente está demasiado cansada para continuar, y uno sabe que está a punto de llegar al límite, pues las reservas se agotan. Este es un estado de agotamiento que alcanza profundamente a todo el organismo, minando el espíritu y el corazón.

Cuando se comienza una cierta tarea y no puede completarse.

Incapaz de disfrutar de los momentos de ocio.

NOGAL (Walnut)

Juglans regia

Ayuda a adaptarse a una nueva zona de tiempo y lugar, junto con Impatiens.

Aplicaciones:

Para todo lo que implique cambio, como cambio de país, trabajo, boda, dentición, pubertad, menopausia, separaciones, etc.

Hipersensibilidad a influencias externas intensas.

Para asimilar los cambios y olvidar las malas costumbres del pasado.

Cuando nos sintamos confusos ante nuevas situaciones y necesitemos desligarnos de personas con fuerte influencia psíquica.

El remedio Walnut pertenece al grupo de Hipersensible a las Influencias e Ideas, con una impresionabilidad exagerada. La mente está muy sugestionada por las tendencias sociales, modas, otras personas, películas, y religiones.

La persona necesitará Walnut cuando ha rectificado seriamente su vida a causa de una negativa influencia externa.

Estabilidad interior, firmeza en sus objetivos y resolución.

Más reconocimiento de los valores propios.

Personas a quienes es fácil engañar moralmente o socialmente.

Quienes se creen las historias tal y como se describen, y no tienen un espíritu crítico hacia las noticias de los medios de comunicación.

Cuando uno se siente obsesionado o bajo la influencia de fuerzas del más allá, como el mal de ojo.

Seguimiento exagerado de las modas.

Para quienes caen en el fanatismo político o religioso

SEPARACIÓN

La separación sentimental es uno de los traumas emocionales más intensos, comparable incluso al fallecimiento de personas allegadas.

MÍMULO (Mimulus)

Mimulus guttatus

Esta esencia ayuda cuando se sufre de ansiedad por separación, lo que ocasiona miedo de quedarse solo, el miedo a no encontrar consuelo.

Aplicaciones:

En los temores de origen desconocido, como la enfermedad, las pérdidas, los animales, etc.

Timidez.

En personas a quienes cualquier dolor se les antoja grave, insoportable, y con temores ante cualquier adversidad.

Cuando el miedo impide tomar decisiones, especialmente si antes hubo otros fracasos.

En el deseo que se convierte en tortura interna.

Atrevimiento para proponer una cita.

Para la primera relación sexual con esa persona.

En las situaciones laborales que requieren una conversación clarificante con los jefes.

Cuando se recibe una notificación del fisco por una supuesta irregularidad.

Para acudir más serenos a un juicio como acusados.

Personas que tienen que hablar en público por primera vez.

Cuando hay que pasar necesariamente por lugares potencialmente peligrosos.

Antes de hacernos un chequeo médico y cuando nos tienen que decir los resultados.

INSOMNIO

El insomnio ocasiona no pocas visitas a la nevera e incluso a beber alcohol. La mente desordenada con pensamientos, impide conciliar el sueño.

VERBENA (Vervain)

Verbena officinalis

Cuando la mente está herida con planes de difícil solución.

Aplicaciones:

Para los extremistas y fanáticos que creen estar en posesión de la verdad y quieren arrastrar a los demás porque la razón está de su parte.

Exceso de celo causante de fatiga y tensión, estrés.

Irritación extrema ante las injusticias.

Puntos de vista fijos, inmutables, obstinados y perseverantes aunque todo indique lo contrario.

Sobreentusiasmo por una idea que conduce a tratar de conseguir que los demás vean lo mismo.

Imposibilidad para escuchar otras opiniones dispares.

Para quienes piensan que nadie coopera en sus deseos.

Presión exagerada para que otros compartan sus ideas, hasta el punto de coaccionarles.

Ceguera ante una pareja sentimental errónea.

Cuando los ideales no se materializan y eso crea un desequilibrio psicológico.

Personas impresionables por la desgracia ajena.

Alegría excesiva por algo que conlleva a la poca objetividad.

Emociones negativas de repugnancia y rechazo a quienes no piensan igual.

Oscilaciones de humor hasta el histerismo.

Fanatismo político y arrebatos de violencia.

Afirma defender una causa justa, pero no le importa hacer daño al opositor.

Para conseguir realizar los objetivos poco a poco, mejor que esforzarse exageradamente.

CAPÍTULO 4

COMER EMOCIONAL

Cuando la comida se convierte en compulsión, en distracción de sus problemas, en dar gusto al cuerpo en lugar de a la mente.

MANZANO SILVESTRE (Crab Apple)

Malus pumila

Le ayuda cuando siente que hay algo que no está limpio sobre sí mismo. Puede que tenga que lavarse las manos con frecuencia, encontrar cosas sucias sin ninguna razón. La obsesión por el olor corporal, el suyo y el de los demás. Puede que se encuentre fea aunque otros la encuentran muy atractiva.

Aplicaciones:

Para los que se sienten manchados, mancillados por ideas, sentimientos o enfermedades.

Sensación de impureza en cuerpo y mente.

Aversión por uno mismo.

Cuando creemos que nadie nos tiene en cuenta o que nos desprecian por nuestra forma de vivir.

Para quienes se dejan influir demasiado por lo que ven u oyen.

Construir una personalidad positiva.

Cuando estamos convencidos de que debemos formar parte de un grupo místico o religioso.

Tranquilizar el espíritu después de hechos reprobables.

Aprovechamiento de las experiencias negativas como escuela de vida.

Para rectificar la vida y la salud después de muchos errores.

BROTE DE CASTAÑO BLANCO (Chestnut Bud)

Aesculus hippocastanum

Le ayuda cuando se repite el mismo error.

Aplicaciones:

Para los que repiten siempre los mismos errores.

Dificultad para asimilar las lecciones de la vida.

Para quienes necesitan un tiempo mayor para aprender las mismas lecciones de la vida diaria.

Para quienes suspenden repetidamente las materias académicas.

Para los torpes.

Impaciencia.

CERASÍFERA (Cherry Plum)

Prunus cerasifera

Ayuda cuando se pierde el auto-control. A quien fácilmente se desanima.

Aplicaciones:

Miedo a hundirse, a perder el control o perder la razón.

Frente a miedos a cometer actos incontrolados.

Pérdida del control, desesperación y miedo a autolesionarse.

Rabietas.

Crisis de histeria.

Deseos de suicidio.

Estrés y agotamiento por preocupaciones y problemas.

Personas sometidas a tensión intensa durante mucho tiempo, como una guerra o divorcio.

Después de enfermedades largas y penosas.

Cambios profundos en la vida.

Para quienes no gustan de contar sus intimidades

Pensamientos terribles, improcedentes y en ocasiones maquiavélicos.

Tratamiento preliminar para conocerse a sí mismo y encontrar la paz.

Para encontrar coraje ante los problemas.

Liberación de los demonios internos, los remordimientos y traumas.

OLIVO (Olive)

Olea europea

Cuando se come como una manera de obtener la energía que se ha perdido.

Aplicaciones:

El remedio Olive pertenece al grupo de Carencia de Interés por las Circunstancias. Expresamente, trata los estados de agotamiento de mente, cuerpo y espíritu.

Cuando se llega al límite del cansancio y agotamiento psíquico y físico.

Útil en situaciones de desgaste moral y anímico.

En la fatiga intensa, tanto de cuerpo como de mente, en la tristeza aguda y el cansancio por los problemas repetidos.

Cuando la mente está demasiado cansada para continuar, y uno sabe que está a punto de llegar al límite, pues las reservas se agotan. Este es un estado de agotamiento que alcanza profundamente a todo el organismo, minando el espíritu y el corazón.

Cuando se comienza una cierta tarea y no puede completarse.

Incapaz de disfrutar de los momentos de ocio.

La ira, el odio, el resentimiento.

ACEBO (Holly)

Ilex aquifolium

Ayuda para el sentimiento de los celos.

Aplicaciones:

Facilita el entendimiento en el amor.

Para estados negativos opuestos a las relaciones de pareja: cólera, envidia, celos, ira, suspicacia, odio.

Para quienes adoptan la postura de víctima.

También para los resentidos, los recelosos y los paranoicos, así como para quienes emplean las rabietas para llamar la atención y buscar ayuda.

El remedio Acebo pertenece al grupo de hipersensibilidad a las influencias e ideas, según clasificación de Bach. Proporciona ayuda a quienes se sienten vulnerables a las perturbaciones externas. Expresamente, trata los sentimientos negativos o agresivos, o aquellos pensamientos que a menudo están marcados por la cólera o la agitación en respuesta a una amenaza.

Para quienes reaccionan con exageración ante situaciones que para los demás son suaves, sin apenas importancia.

Personas marcadamente antisociales, con comportamiento agresivo, aunque sea de palabra.

Para controlar los impulsos negativos.

Este remedio es también de ayuda para aquellas personas con buenas intenciones pero fácilmente irritables, a quienes se les molesta con cualquier comentario.

Cuando el ruido se convierte en tortura.

Comportamiento agresivo y desafortunado.

Propensos a trastornarse por alguna experiencia dolorosa, aunque anteriormente parecieran persona tranquilas y pacíficas.

PESO

Tenga en cuenta también que algunos niños tienen reacciones adversas a los colorantes alimentarios artificiales, leche, chocolate y más de los alimentos procesados. La dieta sana de los cereales integrales, verduras y frutas es importante para las funciones cerebrales sanas.

Peso

Las flores de Bach pueden ayudar a cambiar los hábitos alimenticios poco saludables y reemplazarlos con opciones saludables. Los siguientes recursos pueden ayudarle a sus objetivos.

GENCIANA (Gentian)

Gentiana amarella

Aplicaciones:

Ayuda a superar la tristeza y la depresión cuando estas son debidas a causas conocidas.

Duda y pesimismo.

Contra el desaliento ante los problemas grandes o repetitivos.

Para el negativismo, el fracaso y la ausencia de espíritu competitivo.

Para perseverar en la lucha por los ideales.

Para quienes se sienten gafados o víctimas del mal de ojo.

Carencia de resistencia interna y física.

Cobardía y timidez.

Pérdida de la fe religiosa.

CERASÍFERA (Cherry Plum)

Prunus cerasifera

Aplicaciones:

Miedo a hundirse, a perder el control o perder la razón.

Frente a miedos a cometer actos incontrolados.

Pérdida del control, desesperación y miedo a autolesionarse.

Rabietas.

Crisis de histeria.

Deseos de suicidio.

Estrés y agotamiento por preocupaciones y problemas.

Personas sometidas a tensión intensa durante mucho tiempo, como una guerra o divorcio.

Después de enfermedades largas y penosas.

Cambios profundos en la vida.

Para quienes no gustan de contar sus intimidades

Pensamientos terribles, improcedentes y en ocasiones maquiavélicos.

Tratamiento preliminar para conocerse a sí mismo y encontrar la paz.

Para encontrar coraje ante los problemas.

Liberación de los demonios internos, los remordimientos y traumas.

"Para aquellos que están enfermos, la tranquilidad y armonía con el alma es la mayor ayuda para la recuperación."

CAPÍTULO 5

COMIDA Y EMOCIONES

Los psicólogos definen "comida emocional" como comer grandes cantidades de alimentos, especialmente los llamados 'comida basura', cuando se siente emociones fuertes. Sobre este aspecto, quizá habría que revisar el concepto de "comida basura", pues detrás de este desprestigio están los millones de restaurantes tradicionales que han perdido clientes por el auge de la comida rápida. Es bien notorio, que los jóvenes no gustan de ir a los restaurantes habituales y prefieren reunirse con sus amigos en los establecimientos que los opositores denominan como de comida basura. Ustedes deben sacar sus conclusiones sobre ello.

Volviendo al tema emocional, se estima que hasta un 75 por ciento de todas las personas con sobrepeso comen por razones emocionales; no hay una necesidad nutricional. Por eso es posible que comer en exceso con las emociones alteradas, sea una de las razones por las que muchas dietas fallan. Las personas a dieta pierden el peso mediante estrictos regímenes alimentarios, pero no pueden hacer frente a las razones emocionales subyacentes que les impulsaron a comer en exceso. Todos tenemos conflictos emocionales, qué duda cabe, pero caminamos con ellos por la vida y no empleamos la nevera como psicólogo privado. La adopción de medidas y el uso de remedios suaves como las esencias florales adecuadas a la alimentación emocional, son los métodos de apoyo que pueden ayudar a personas que hacen dieta a seguir sus programas de alimentación y perder peso para siempre.

Elija su remedio floral

La clave para elegir el remedio o remedios correctos es identificar las emociones que subyacen detrás de comer en exceso y aquí debe diferenciar cuanto antes la razón con los sentimientos. La razón le dirá cuál es la causa de sus conflictos y hasta es posible que le indique el camino a seguir para solucionarlos. Pero una cosa es aquello que usted siente, y otra lo que le gustaría sentir. La razón le dice lo que debería sentir, lo sensato y lo práctico, pero su cuerpo tiene otras razones que "su razón no entiende", según el adagio popular. Y en ese momento, surge el conflicto emocional que puede conducir a la enfermedad psicológica.

Llegado a este punto, hay que buscar el remedio floral que coincida con el síntoma emocional. Y en este aspecto Bach ya lo dijo claramente, cuando insistió en que el mejor diagnóstico es aquel que establece el propio enfermo.

Con más de tres docenas de remedios, esto puede parecer difícil, pero tiene sentido si se puede obtener una buena guía y disponemos del tiempo necesario para ello. Llegado a un punto en la lectura, su problema aparecerá claramente reflejado. Como avanzadilla, algunos terapeutas recomiendan una mezcla que contiene las siguientes esencias:

CHESTNUT BUD (*Aesculus hippocastanum*)

Brote del castaño de Indias

Es una terapia floral directa para los trastornos alimentarios. También es útil para las personas que sufren de negación ante sus problemas obvios y otros síntomas adictivos. Al igual que los otros remedios castaños (rojo y blanco), que son utilizados por los profesionales de esencias florales para tratar cualquier comportamiento obsesivo-compulsivo, se dice que ayuda a liberar al individuo de compulsiones, como comer cuando se enfrentan a una situación incómoda.

Efecto:

Aprendizaje.

Mejor objetividad y mente centrada.

Tipología:

No tienen en cuenta su pasado ni el de los demás, y por eso son candidatos a las drogas, el tabaco, las malas comidas y los excesos en general.

Son repetitivos en el trabajo y en las relaciones sociales y sentimentales.

Tropiezan dos y más veces en la misma piedra y son incapaces de aprender las duras lecciones de la existencia errónea.

Mientras que una experiencia sería bastante para la mayoría, estas personas creen necesario tener más tiempo, a veces mucho, antes de que la lección sea aprendida. Por lo tanto, a su pesar, se encuentran repitiendo los mismos errores con demasiada frecuencia.

Siempre pensando en el pasado, para culparle de sus fallos actuales.

Descuidados, torpes, falta de atención.

Aplicaciones terapéuticas:

Para los que repiten siempre los mismos errores.

Dificultad para asimilar las lecciones de la vida.

Para quienes necesitan un tiempo mayor para aprender las mismas lecciones de la vida diaria.

Para quienes suspenden repetidamente las materias académicas.

Para los torpes

Impaciencia.

CHERRY PLUM (*Prunus cerasifera*)

Cerasífera

Cherry Plum se utiliza para tratar los extremos. Se recomienda para las emociones extremas, tales como el miedo a perder el control y para las personas con conductas auto destructivas. Si bien no se puede pensar que comer compulsivamente o emocionalmente se califica como una tendencia autodestructiva, comer así nos llevará a una muerte temprana. Utilice la esencia floral del ciruelo sola o combinada con uno de los otros remedios.

Efecto:

Sosiego.

Restaura el control, la confianza y libera los miedos.

Pensamientos mejor enfocados.

Sacar provecho de las desventuras.

Tipología:

Aspecto inquieto

Manos sudorosas

Ojeras

Mirada intensa y fija

Locuacidad

Inquietud y nerviosismo.

Aplicaciones terapéuticas:

Miedo a hundirse, a perder el control o perder la razón.

Frente a miedos a cometer actos incontrolados.

Pérdida del control, desesperación y miedo a autolesionarse.

Rabietas.

Crisis de histeria.

Deseos de suicidio.

Estrés y agotamiento por preocupaciones y problemas.

Personas sometidas a tensión intensa durante mucho tiempo, como una guerra o divorcio.

Después de enfermedades largas y penosas.

Cambios profundos en la vida.

Para quienes no gustan de contar sus intimidades

Pensamientos terribles, improcedentes y en ocasiones maquiavélicos.

Tratamiento preliminar para conocerse a sí mismo y encontrar la paz.

Para encontrar coraje ante los problemas.

Liberación de los demonios internos, los remordimientos y traumas.

MANZANO SILVESTRE (Crab Apple)

Malus pumila/sylvestris)

Crab Apple (Malus sylvestris), manzana de cangrejo, también se utiliza para el tratamiento de conductas autodestructivas, aunque también ayuda a las personas con obsesiones. Si se encuentra obsesionado con la comida hasta el punto en que no puede controlar su alimentación, la esencia de la flor puede ser útil. También ayudará con intensos sentimientos de culpa y vergüenza. Muchos comedores emocionales sienten vergüenza intensa, ya sea sobre su presente conducta alimentaria o de algo que sucedió en el pasado que desencadenó su actual comportamiento destructivo.

Efecto:

Purificación.

Conciencia de que el cuerpo y la mente van unidos.

Orgullo de ser como se es.

Conocerse a uno mismo sin condicionantes.

Rectificar.

Tipología:

Obsesionado por sus errores

Inseguro

Nervioso

Se muerden las uñas

No miran de frente

Juegan con sus manos cuando hablan

Cabello graso

Parco en las palabras

Miedo a la burla

Miedo al fracaso

Miedo a la crítica.

Aplicaciones terapéuticas:

Para los que se sienten manchados, mancillados por ideas, sentimientos o enfermedades.

Sensación de impureza en cuerpo y mente.

Aversión por uno mismo.

Cuando creemos que nadie nos tiene en cuenta o que nos desprecian por nuestra forma de vivir.

Para quienes se dejan influir demasiado por lo que ven u oyen.

Construir una personalidad positiva.

Cuando estamos convencidos de que debemos formar parte de un grupo místico o religioso.

Tranquilizar el espíritu después de hechos reprobables.

Aprovechamiento de las experiencias negativas como escuela de vida.

Para rectificar la vida y la salud después de muchos errores.

CAPÍTULO 6

RETOS EMOCIONALES

Algunas flores de Bach pueden ayudar a hacer frente a los retos emocionales y mentales para la pérdida de peso

Cherry Plum (Ciruela roja)

Este remedio de flores de ciruela puede ayudar a evitar el estrés de comer y mantener la calma. Se trata de uno de los tres remedios de apoyo en el comer

Elm

Elm es otro remedio que hay que considerar cuando se siente abrumado.

Pino

Si usted se culpa a sí mismo o se siente culpable.

Castaño blanco

Es una buena opción remedio si se trata de pensamientos o ideas obsesivas.

Chestnut Bud (brote de la castaña)

Puede ayudar a romper esos hábitos, conscientes o inconscientes, que hacen difícil la pérdida de peso. Este remedio puede ser especialmente útil si se tiende a comer sin pensar.

Clematis

Es otro remedio que mejora la auto-conciencia.

UN CASO REAL

Una mujer trabajaba para una compañía de software y pesaba 102 kg cuando decidió bajar de peso definitivamente. Aparte de la queja de la obesidad, también sufría con el síndrome del ovario poliquístico y el hipotiroidismo, ambos acentuados por la ganancia de peso. Ella ha tenido un excelente historial de trabajo y consiguió ser ascendida. Pero debido al peso cada vez mayor, no podía mantener su resistencia física y con frecuencia caía en la fatiga y la depresión. La falta de armonía de ovario también plantea un riesgo de infertilidad. Había intentado todo tipo de opciones de tratamiento, incluida la liposucción, para deshacerse del peso extra. Finalmente alguien le sugirió probar la terapia con flores de Bach.

Ishita, tenía un muy fuerte sentimiento de culpa por su incapacidad de controlar cuando se le mostraban dulces. Se le prescribió Pino por la culpa y Ciruelo rojo para ganar el autocontrol. También fue tratada con un remedio homeopático constitucional adecuado (Calcárea carbónica). Trabajando juntos, no solamente ha traído sus niveles de tiroides a la normalidad, sino que también hizo que los quistes ováricos entraran en regresión. Su peso se redujo a 88 kilogramos dentro de un año.

Le explicaron que era un sistema de curación natural y por lo tanto holístico que se ocupa de la regulación de nuestro patrón emocional. Se pretende resolver los estados negativos que prevalecen en la mente mediante la administración de remedios florales adecuados que pueden contrarrestar esas emociones negativas. En otras palabras, proporcionar una calidad positiva necesaria, que puede extinguir el estado mental negativo. Sin embargo, no son supresores del apetito.

Mediante el control del ansia, se fomenta una mentalidad sana, la motivación adecuada, y aborda los aspectos emocionales del estrés de comer, la adicción y la automedicación. No sólo es útil con trastornos de la alimentación, sino que es ideal para cualquier persona que quiera tener una relación más sana con la comida.

Mecanismos de acción

Hay que reducir la ansiedad y la depresión que crean la adicción.

Ayuda a lidiar con las emociones abrumadoras, evitando comer con estrés.

Motiva a tomar decisiones saludables y tomar la responsabilidad de su propio bienestar.

Sintoniza con lo que su cuerpo necesita en un momento dado para la función óptima.

Ayuda a superar la sensación de estar fuera de control en lo que respecta a la alimentación.

Ayuda en la recuperación de comer compulsivamente, los atracones, bulimia, anorexia, ortorexia (obsesión por comer sano).

Ayuda a expresar las emociones de una manera sana.

Ayuda a navegar de manera intuitiva en el laberinto de consejos nutricionales por expertos, incluso médicos, y a realizar los cambios que funcionan con la constitución física y estilo de vida.

Se busca emplear medios saludables, en lugar de medicar con los alimentos.

Termina con el temor a aumentar de peso, miedo a comer las cosas mal, o demasiado, el miedo de ciertos tipos de alimentos, o el miedo relacionado con cualquier tipo de adicción.

ESENCIAS FLORALES

Cherry Plum

Para aquellos que sienten que su alimentación está fuera de control. Algunas personas consciente o inconscientemente suprimen los sentimientos que tienen miedo de tratar.

Frente a esos sentimientos podría dar lugar a una explosión más allá de su capacidad para manejarlos y la insistencia en querer mantener un auto-control sólo conduce a más estrés. Si está tratando su estrés con la misma cosa que le produce el miedo de estar fuera de control, ese es el problema. Cherry Plum le ayuda a expresar las emociones de una manera sana, permite integrar conocimientos de su subconsciente y dejar hacer al destino. En ese momento se tiene acceso a una enorme reserva de fuerza y energía para hacer frente a los problemas.

Yellow Monkey Flower

Cuando se tiene miedo a un aumento de peso, miedo a comer cosas equivocadas o en demasiada cantidad, miedo de ciertos tipos de alimentos, la ortorexia, o el temor vinculado con cualquier tipo de adicción. Esta flor nos ayuda a controlar nuestros miedos irracionales y reducirlos a la nada.

Missouri Primrose

Está especialmente recomendada para los trastornos de cualquier tipo de trastorno alimentario. Es una ayuda para estar abierto al amor, la amistad, al placer cuando las emociones negativas como la baja autoestima están en nuestro camino. Missouri Primrose puede llevarnos a nuestra infancia, donde se forma un sentido de autoestima y ayudar a dejar de lado las ideas que indican que tenemos que cambiar todo lo que somos para ser dignos.

Self-Heal

Self-Heal motiva a tomar decisiones saludables y asumir la responsabilidad de nuestro propio bienestar. Es excepcionalmente útil para cualquier persona interesada en tratar de comer de forma intuitiva, ya que nos ayudará a sintonizar con lo que el cuerpo necesita en un momento dado para un funcionamiento óptimo. La auto curación ayudará a navegar en el laberinto de consejos nutricionales de expertos y a realizar los cambios que funcionan con nuestra constitución física y estilo de vida. Es nuestro asesor personal, que le da la confianza de que podemos hacer cambios positivos.

Por lo tanto, es posible que haya adivinado, que no hay ningún remedio específico para una enfermedad en particular, pero que uno tiene que seleccionar los remedios según su estado emocional con respecto a esa dolencia. Si somos observadores adecuados, tendremos en cuenta nuestras reacciones y entenderemos que cada persona es única e individualista, dentro de una misma circunstancia. Por ejemplo, si un profesor regaña a tres estudiantes al mismo tiempo, no todos recibirán la misma sensación. Uno puede encontrar que se le ha insultado y reprendido delante de todos sus compañeros, mientras que otro podría asustarse, o el tercero simplemente ignorará el regaño y se comportará como si nada salió mal. Como por su sensibilidad es individual, recibirán el estímulo y, naturalmente, reaccionarán en consecuencia. Durante la selección de la esencia, hay que ver las características cada individuo.

Síntomas emocionales

¿Se siente que es hora de dejar ir y soltar lo que no le sirve?

¿Lucha para iniciar el cambio o sigue con su rutina?

¿Tiene dificultades para seguir una dieta saludable o un plan de ejercicios?

¿Lucha por conseguir tener una buena imagen de sí mismo?

¿Siente que hay emociones bloqueadas y no expresadas?

¿Se siente resentida, envidiosa, amargadas, estancada, impotente, o culpar a otros de su estado actual?

CAPÍTULO 7

Psicoterapia de los trastornos del hambre

De acuerdo con la Asociación de trastornos de la alimentación, el asesoramiento o la psicoterapia es el tratamiento más eficaz (sobre todo a largo plazo) para los trastornos de la alimentación, como la anorexia nerviosa, trastorno por atracón, la bulimia nerviosa, y comer objetos no comestibles. Los profesionales pueden recomendar terapias de grupo (grupos de apoyo) o sugerir asesoramiento familiar, además de los siguientes tratamientos:

Terapia cognitiva conductual

La TCC es una forma específica de psicoterapia que se utiliza a menudo para ayudar a tratar la bulimia nerviosa y trastorno por atracón. Se trata de un enfoque que permite a los comedores emocionales para identificar patrones de pensamiento inútiles, cambiar las creencias inexactas acerca de comer, y resolver problemas mediante la presentación de su propia solución para los comportamientos emocionales de comer.

Medicamentos

Ciertos medicamentos también pueden ayudar a tratar los patrones de alimentación emocional. Tales medicamentos incluyen antidepresivos, estabilizadores del estado de ánimo, y los antipsicóticos. El Instituto Nacional de Salud Mental señala que el Prozac, un medicamento antidepresivo, ha sido aprobado por la Food and Drug Administration de Estados Unidos (FDA) para el tratamiento de personas con bulimia nerviosa y proporciona ayuda para aliviar la ansiedad y la depresión en personas con trastornos de la alimentación emocional.

Asesoramiento nutricional

Visitar un dietista para recibir asesoramiento nutricional es también una necesidad si se sufre de un trastorno de la alimentación. El experto Cathy Leman, informó que los conocimientos sobre nutrición juegan un papel clave en el tratamiento del trastorno de comer. Aprender la cantidad de comida que el cuerpo necesita, qué alimentos elegir, y la forma de los alimentos, así como las porciones correctas, son una parte importante del tratamiento médico para la alimentación emocional.

Vigilancia médica

Estar bajo la supervisión médica es una necesidad para el tratamiento del trastorno relacionado con la alimentación. Esto puede incluir la supervisión periódica de la salud mental, el peso corporal, la presión arterial y análisis de sangre para descartar deficiencias de nutrientes y otras anomalías.

Resultado final

El tratamiento médico está disponible y, a menudo es eficaz para las personas que sufren por comer emocionalmente fuera de control. Saber cuándo buscar tratamiento, y hacerlo en realidad, es una necesidad si se sufre de un trastorno alimentario.

BULIMIA

La bulimia es un trastorno de la alimentación con atracones y purgas, en el que las víctimas comen irracionalmente, consumiendo grandes cantidades de comida, actuando luego contra su cuerpo para purgar el exceso de calorías que han consumido. Mientras que una víctima puede darse atracones de casi cualquier cosa, los atracones y los alimentos más comunes son altos en grasa y alto contenido de azúcar (y por tanto de alto contenido calórico). Hay dos tipos de bulímicos: los que se purgan de forma activa, y los que no lo hacen.

El estereotipo común es un adolescente que mete su dedo por la garganta para vomitar, pero esto es algo inexacto. Aunque inducen el vómito con los dos dedos o mediante un emético como el jarabe de ipecacuana, existen otras formas más sutiles de purgar utilizadas por las víctimas que se avergüenzan de su trastorno y quieren ocultarlo. El abuso de laxantes y diuréticos es común, como lo es el uso de enemas.

Algunas de las víctimas de la bulimia no obligan a la comida a salir fuera de sus cuerpos de forma tan obvia; estos son los bulímicos "no purgantes". Pueden ejercer en exceso - incluso compulsivamente - para quemar las calorías que han consumido. O bien, pueden optan por ayunar o restringir severamente su ingesta de calorías para compensar su "fracaso".

Causas

La mayoría de los bulímicos tienen una imagen corporal distorsionada que pone la tensión indebida en su peso y forma. Mientras que los bulímicos pueden tratar de restringir su alimentación, es inevitable que vean cómo el cuerpo se rebela contra la auto-inanición, cayendo entonces en el "atracón" humillante que desencadena la próxima ronda de purga y la restricción. Los atracones pueden ser desencadenados por el estrés, la depresión, trauma o acontecimientos significativos de la vida.

Atracones

Un atracón no significa simplemente comer demasiado. Un atracón es un comportamiento fuera de control que es casi un frenesí de alimentación, el enfermo bulímico es casi ajeno a lo que está comiendo. Algunos han informado de un estado disociativo, en el que "se miraban" el atracón, pero eran incapaces de detenerse. Los atracones solían contener mayor cantidad de comida que una persona normal en un período determinado de tiempo. Un atracón podría comenzar en un restaurante y continuar en el dormitorio, mucho después de que la jornada ha terminado. Los atracones son humillantes para el enfermo, porque enfatizan la falta de control sobre el consumo de alimentos y generalmente no comprenden que su anterior auto-inanición es el detonante de su alimentación excesiva.

Daños de la bulimia

La bulimia es un trastorno peligroso que resulta difícil de detectar, al menos si pensamos en la anorexia, porque pues por lo general parecen tener un peso normal y porque esconden el comportamiento que les está causando tanta vergüenza intensa. Pero los bulímicos crónicos pueden dañar sus dientes, y por lo general sufren de depresión o ansiedad, y pueden recurrir al abuso de drogas y dietas en un esfuerzo por lograr el control.

Mayoría de mujeres

Que a las mujeres les preocupa más su peso que a los hombres, es cierto, por eso la mayoría de los bulímicos son mujeres, y solamente un diez a veinte por ciento de las víctimas son hombres. También es cierto que por su mayor capacidad de almacenar grasa en el tejido adiposo, las mujeres son más proclives a ganar peso.

Por lo general, estos hombres están involucrados en un deporte o pasatiempo que impone un determinado peso para un rendimiento óptimo. La cuestión meramente estética, no es el determinante para el control de su peso. Algunas de las víctimas de la enfermedad tenían sobrepeso cuando eran niños y les molestaban y eran maltratados debido a su peso. En alguna ocasión, los hombres que tenían padres con enfermedades crónicas informaron que sufrían de bulimia. Ahora, sin embargo, cada vez más los hombres que sufren de trastornos de la alimentación es porque tienen las mismas expectativas poco realistas sobre la imagen corporal que las mujeres víctimas, estimulados por la obsesión de los medios por el físico masculino delgado y musculoso que no refleja la apariencia normal de sexo masculino.

El tratamiento para la bulimia

El tratamiento de la bulimia, como el tratamiento de todos los trastornos de la alimentación, debe combinar muchos enfoques diferentes. El paciente debe recibir psicoterapia para abordar los problemas subyacentes, recibir el tratamiento médico para los trastornos de la salud, la nutrición y el asesoramiento para ayudarles a aprender a comer de una manera sana. El tratamiento hospitalario tiene la mayor tasa de éxito, ya que los pacientes pueden ser controlados cuidadosamente y se protegen de sus propios impulsos autolesivos hasta que hayan superado la fase de crisis de la enfermedad. Hay que planificar la importancia en aceptar su cuerpo tal como es, y mirar la comida de una manera normal, no de confrontación. Para los bulímicos, la comida es a menudo el enemigo, y la reprogramación de este pensamiento erróneo es crucial para el éxito del tratamiento. Hay que hacerles entender que la felicidad y la tristeza son estados al alcance de todos, los delgados y los obesos, los guapos y los feos, los listos y los torpes. Nadie nos puede garantizar que con un cuerpo muy delgado triunfaremos en la vida. Si repasamos la historia, lo comprobaremos.

ANOREXIA

La anorexia nerviosa, diferente de la anorexia común, es un trastorno alimentario caracterizado por la restricción de alimentos extrema en pos de una imagen corporal distorsionada debido a lo que vemos en la publicidad y la televisión. La anoréxica puede mirarse en el espejo y ver a una persona "grasa", incluso cuando claramente es piel y huesos. A los anoréxicos patológicamente les aterroriza subir de peso, incluso si ese aumento de peso podría llevarlos a la norma aceptada de un mínimo peso para su edad, tipo de cuerpo, y nivel de actividad. La anorexia afecta a todos los sistemas corporales debido a que la persona está literalmente muriendo de hambre. Los anoréxicos padecerán, cuando el trastorno progresa, amenorrea, alopecia, uñas quebradizas, desarrollo insuficiente y comienzan a sufrir de fatiga crónica. Los daños al corazón, el hígado, los riñones y los huesos son bastante comunes, y puede conducir a problemas de salud que amenazan la vida.

¿Qué lo causa?

Hay muchas cosas que conducen al desarrollo de este trastorno en los jóvenes. No es típicamente alrededor de peso, sino más bien la autoestima que se ha centrado en el aspecto físico. Debido a que la cultura dominante celebra la delgadez extrema como la belleza, muchos jóvenes desarrollan las ideas distorsionadas sobre lo que es atractivo, y cuando los patrones de alimentación normales no les permiten lograr ese aspecto, recurren a la auto-inanición.

La anorexia puede comenzar como un intento de aplacar a una persona que se siente abrumada por una situación estresante en su vida, o que se siente impotente por algún factor de estrés grave. A veces, la persona que ha estado con una dieta, experimenta los sentimientos de control y la satisfacción que la pérdida de peso puede traer.

Sintomas

Muchas personas se preguntan cómo se puede saber si una persona tiene que preocuparse por la anorexia. Algunos de los signos reveladores incluyen:

Saltarse las comidas o comer porciones pequeñas de forma anormal

Negarse a comer delante de los demás

Obsesionarse con las cantidades de calorías de los alimentos y comer sólo alimentos considerados "seguros". Nada de "comida basura" –dicen.

El desarrollo de comer de forma ritual, tales como la masticación excesiva o tomar extremadamente pequeñas porciones.

Poner excusas para evitar las comidas que, por lo general, suenan racionales, pero que en realidad esconden signos de la conducta de evitación.

Encontrar antiguos alimentos favoritos como perjudiciales o desagradables.

Quejándose de estar gorda, cuando es evidente para los demás que está delgada.

Negar un problema de alimentación y pelearse con los que tratan de ayudar o enfrentarse al comportamiento anormal.

Retiro social

Tratamiento

La mayoría de los anoréxicos requieren hospitalización o terapia hasta que hayan alcanzado al menos el 85 por ciento de su peso corporal ideal. La psicoterapia, consejería familiar e individual, la intervención médica y el asesoramiento de nutrición correcta, serán necesarios para ayudar al enfermo a cambiar su imagen corporal distorsionada y la obsesión por la comida. La terapia con medicamentos no ha sido especialmente útil en el tratamiento de este trastorno, aunque algunos medicamentos pueden ser recetados para combatir la depresión y otros síntomas psicológicos.

OTROS LIBROS DE SU INTERÉS

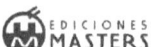

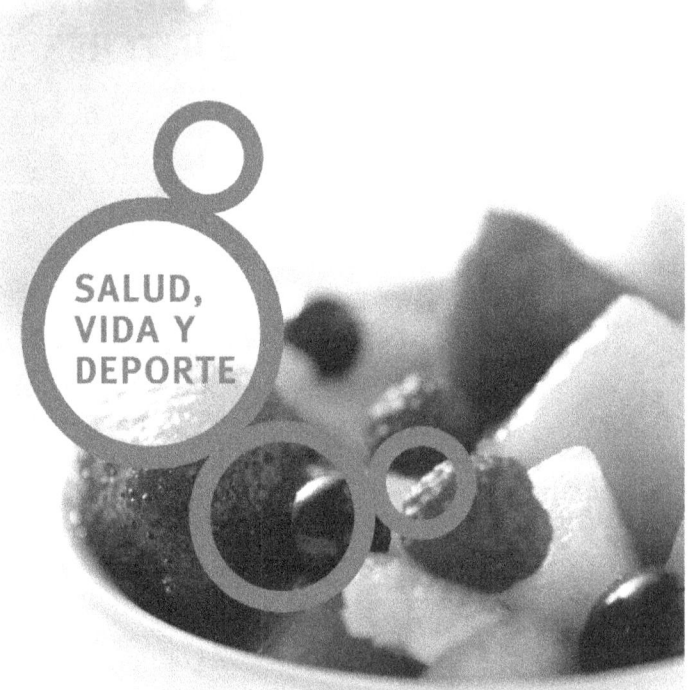

Cocina para enamorados

RECETAS Y CONSEJOS AFRODISÍACOS

Adolfo Pérez Agustí

CARNE VEGETAL

El alimento del futuro

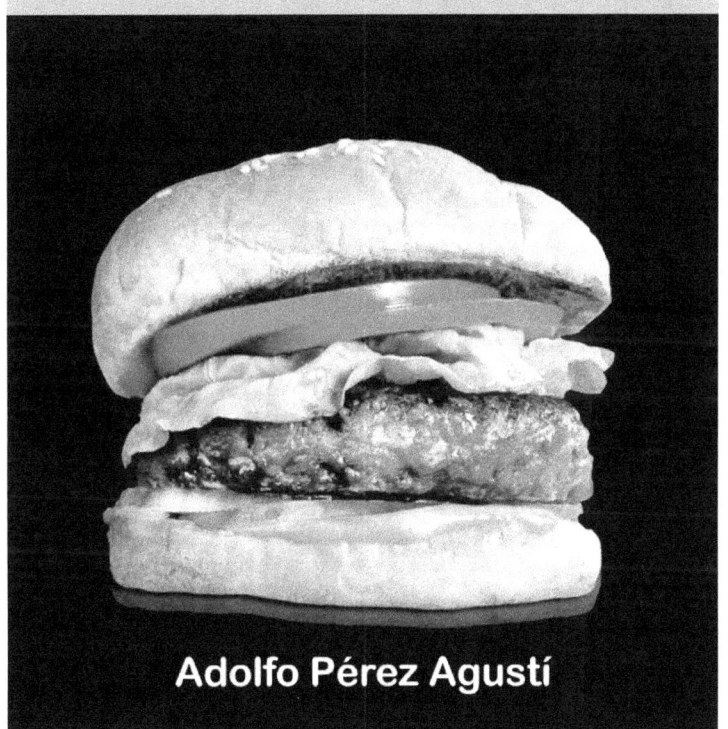

Adolfo Pérez Agustí

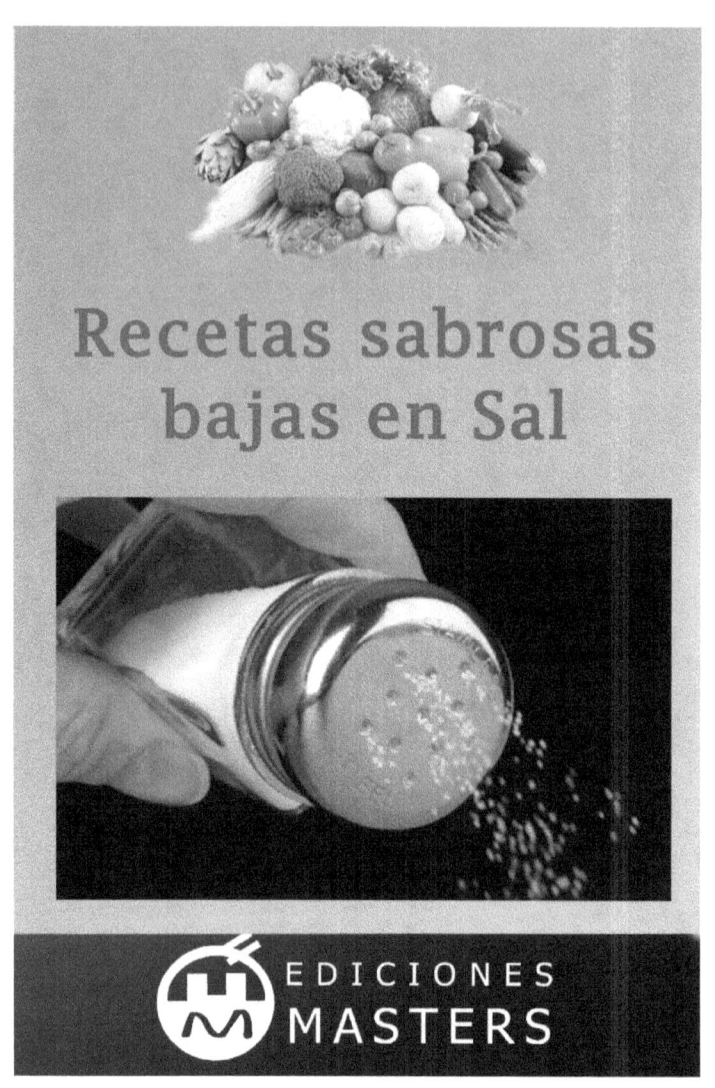

Recetas sabrosas bajas en Sal

EDICIONES MASTERS

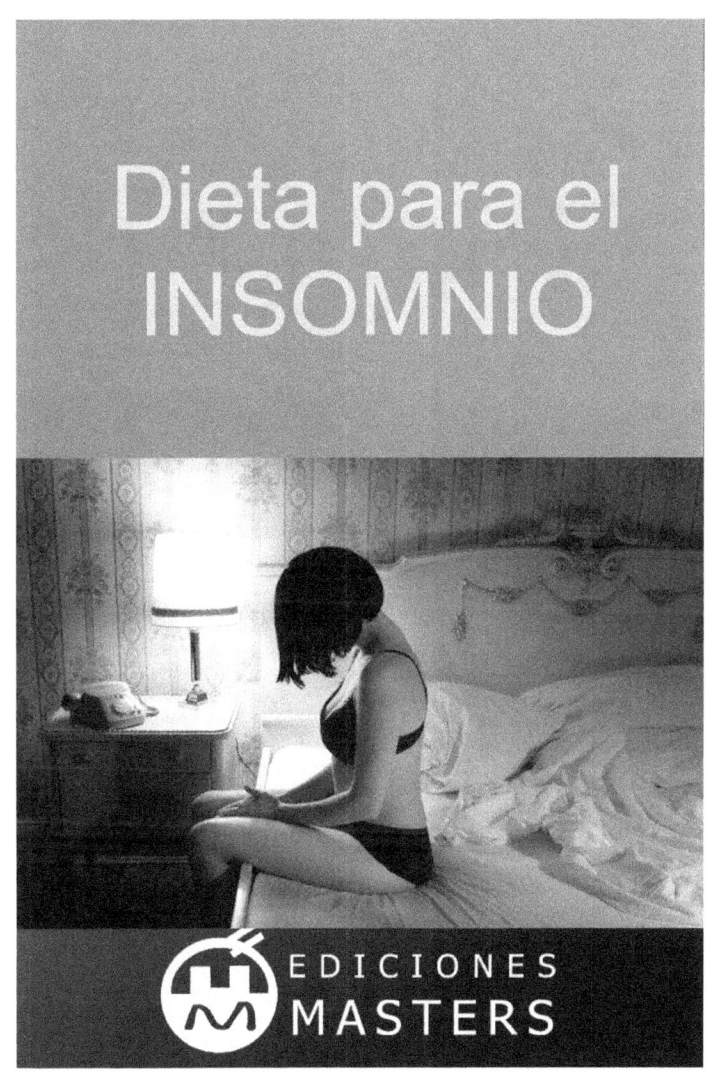

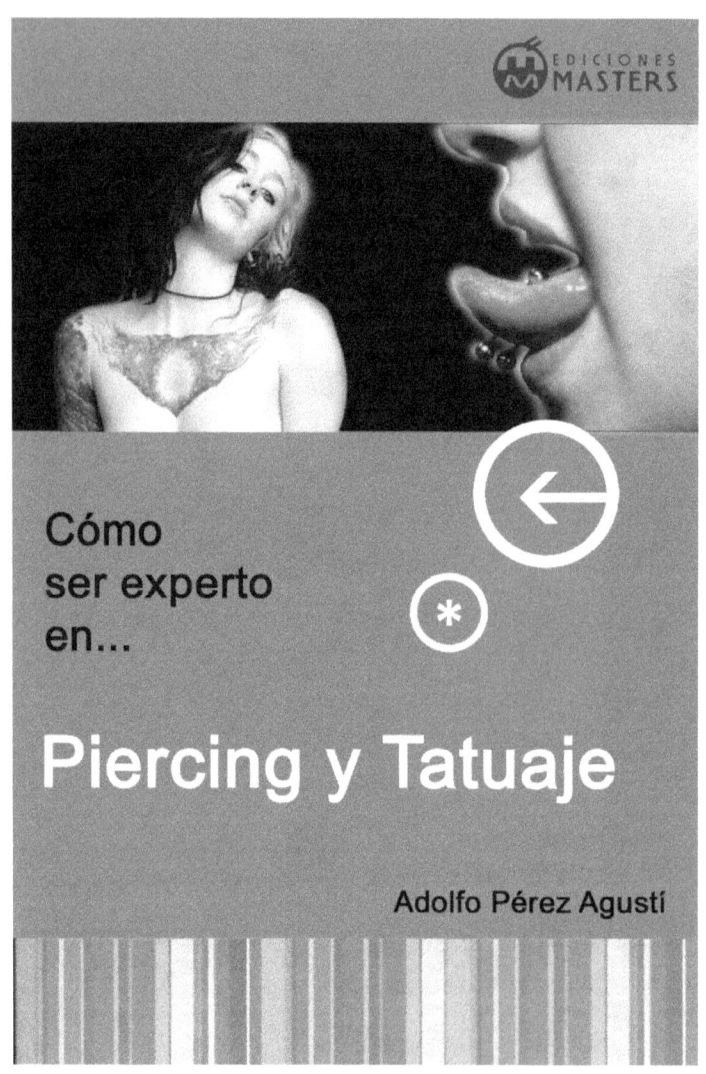

EDICIONES
MASTERS

Cómo
ser experto
en...

Piercing y Tatuaje

Adolfo Pérez Agustí

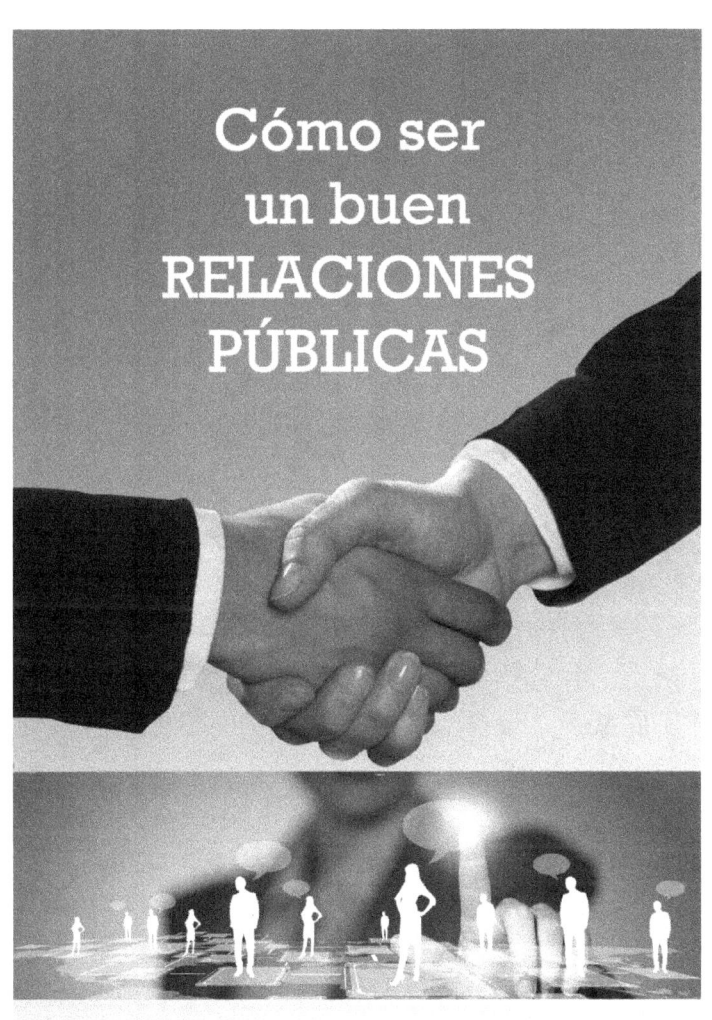

Cómo ser
un buen
RELACIONES
PÚBLICAS

www.ingramcontent.com/pod-product-compliance
Lightning Source LLC
Chambersburg PA
CBHW070649220526
45466CB00001B/358